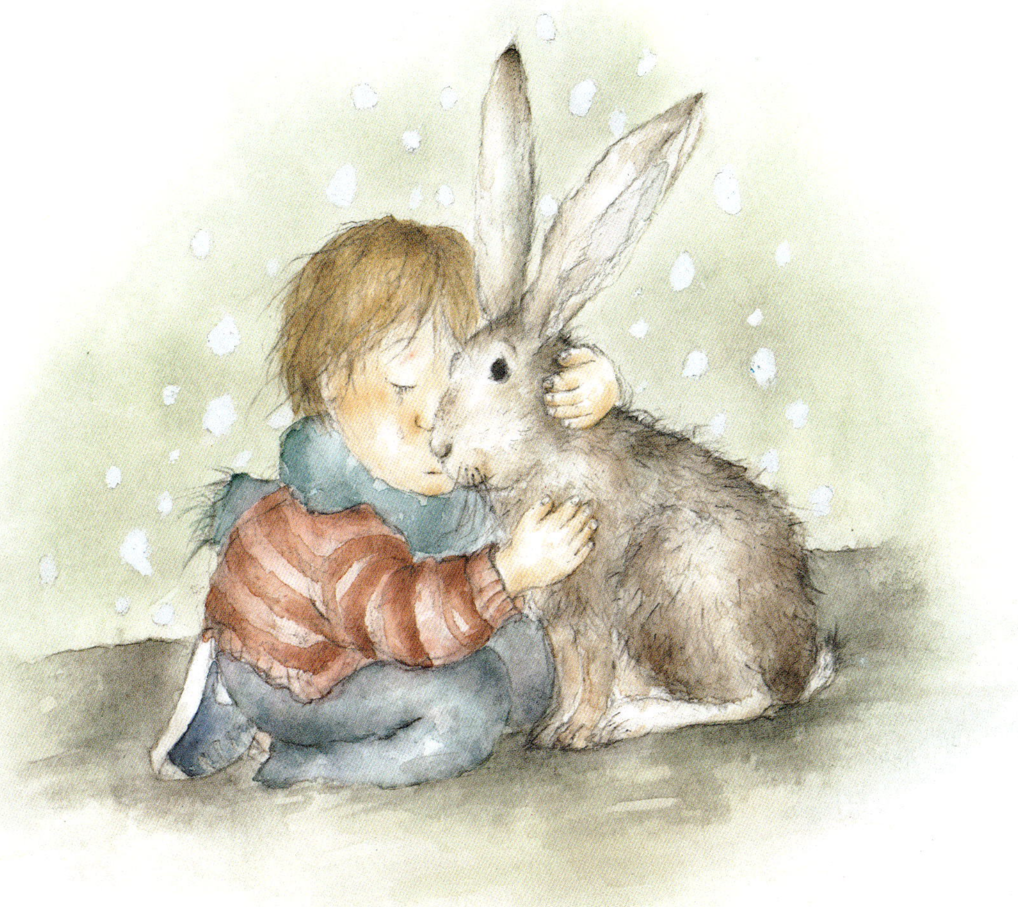

Grossmutter

Franz Hübner · Kirsten Höcker

Michael Neugebauer Verlag

Großmutter zu sein, ist das Größte auf der Welt. Da kann man die Kinder beobachten, mit ihnen spielen, lachen und Sachen machen, die man als Kind nie gemacht hat.

Oma Marie war schon weit über siebzig, aber für ihren Enkel Tommy war sie wie ein älterer Spielkamerad. Für ihn war Großmutter die Größte. Wer sich wie der Größte fühlt, ist der Größte.

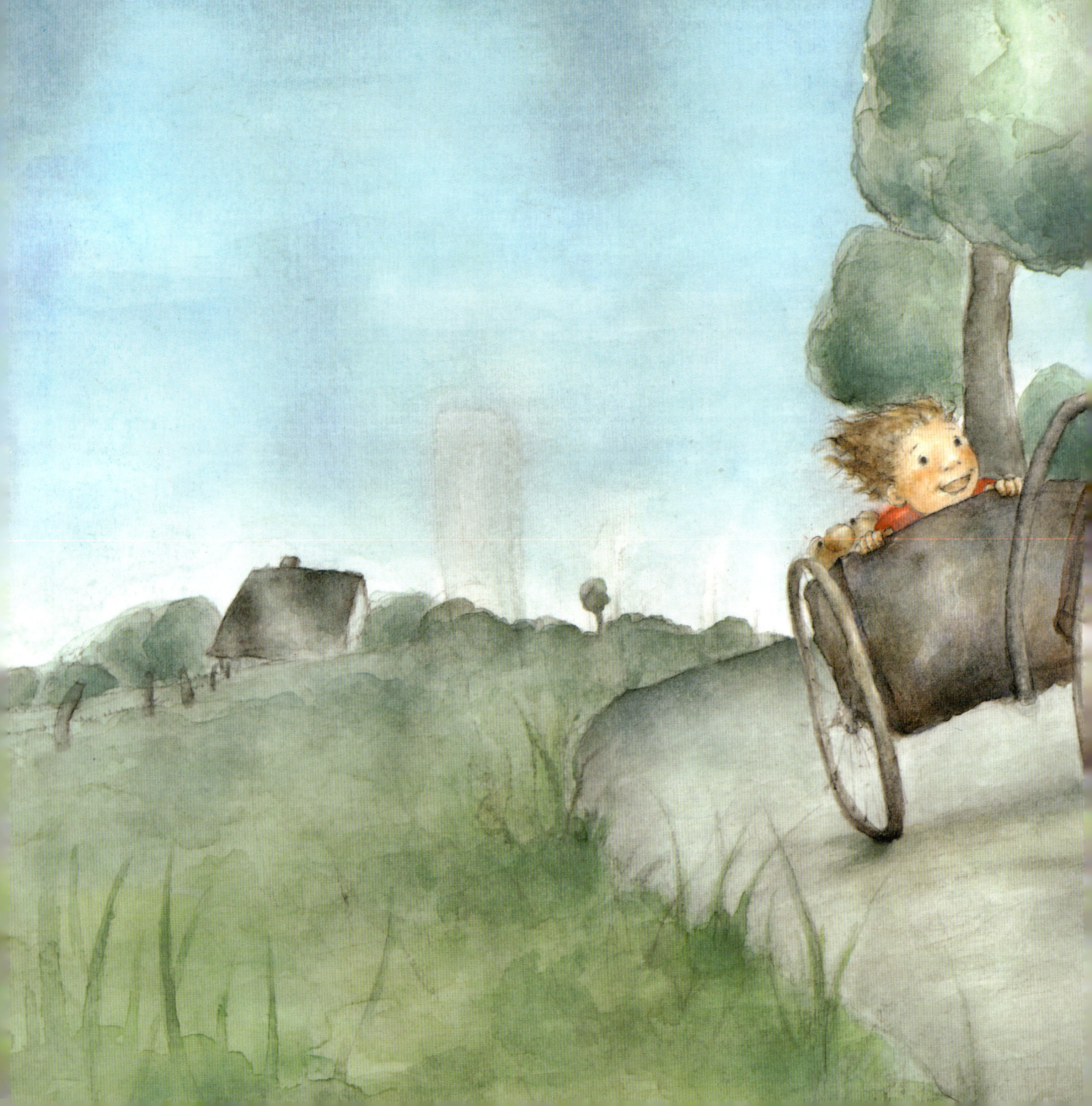

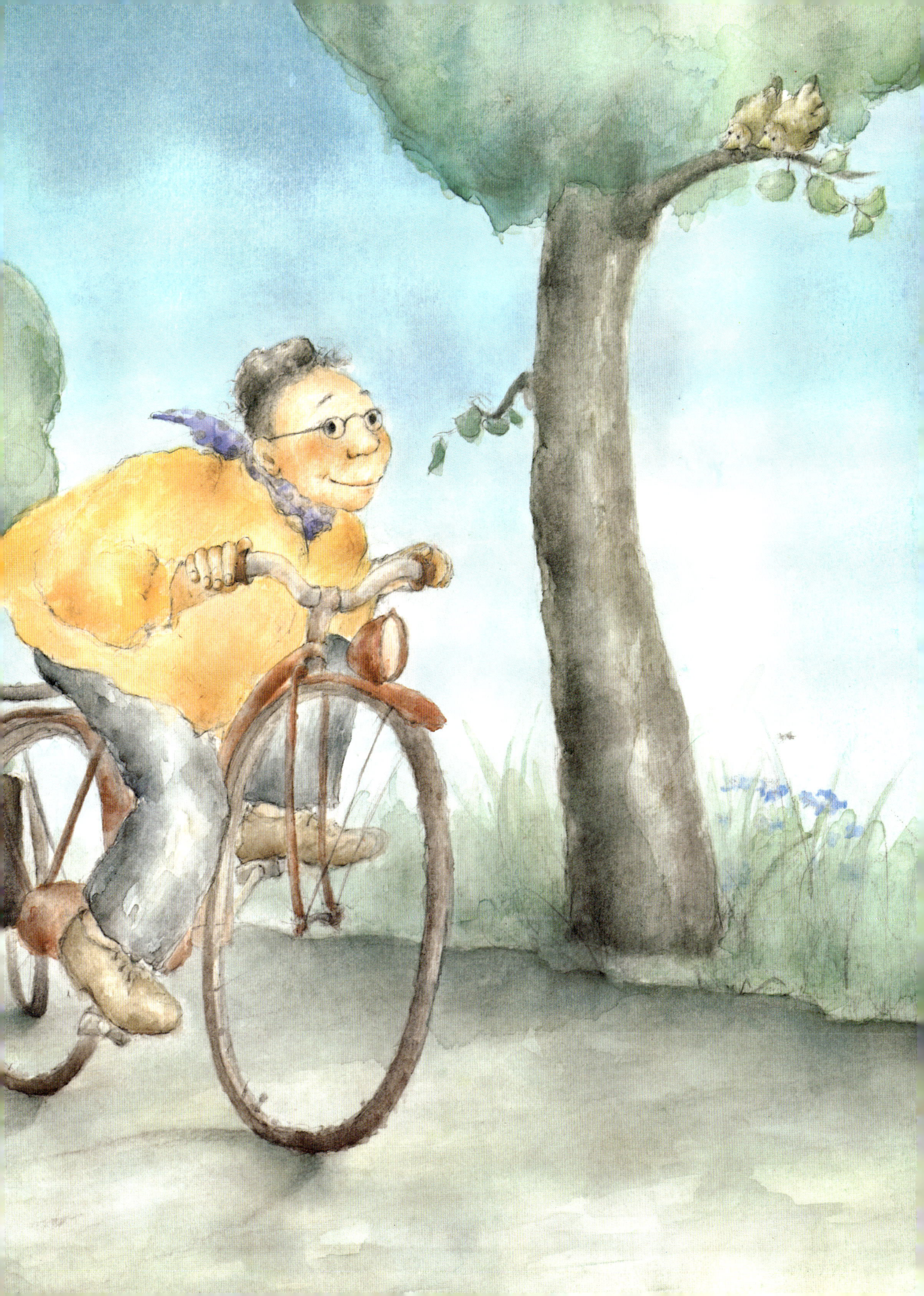

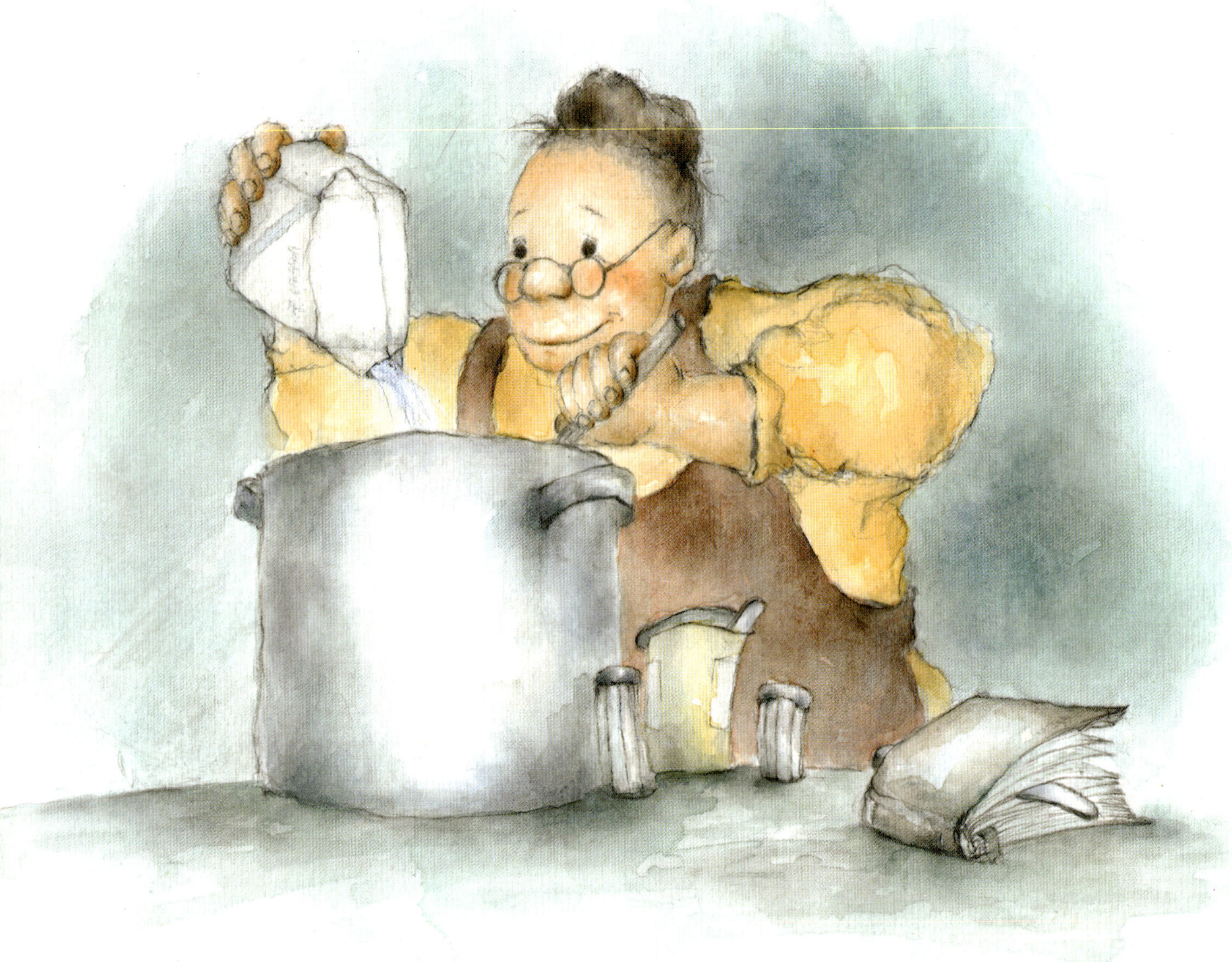

Oma war die größte Köchin. Wenn sie zum Beispiel ihrem Tommy Grießbrei kochte, seine Lieblingsspeise.

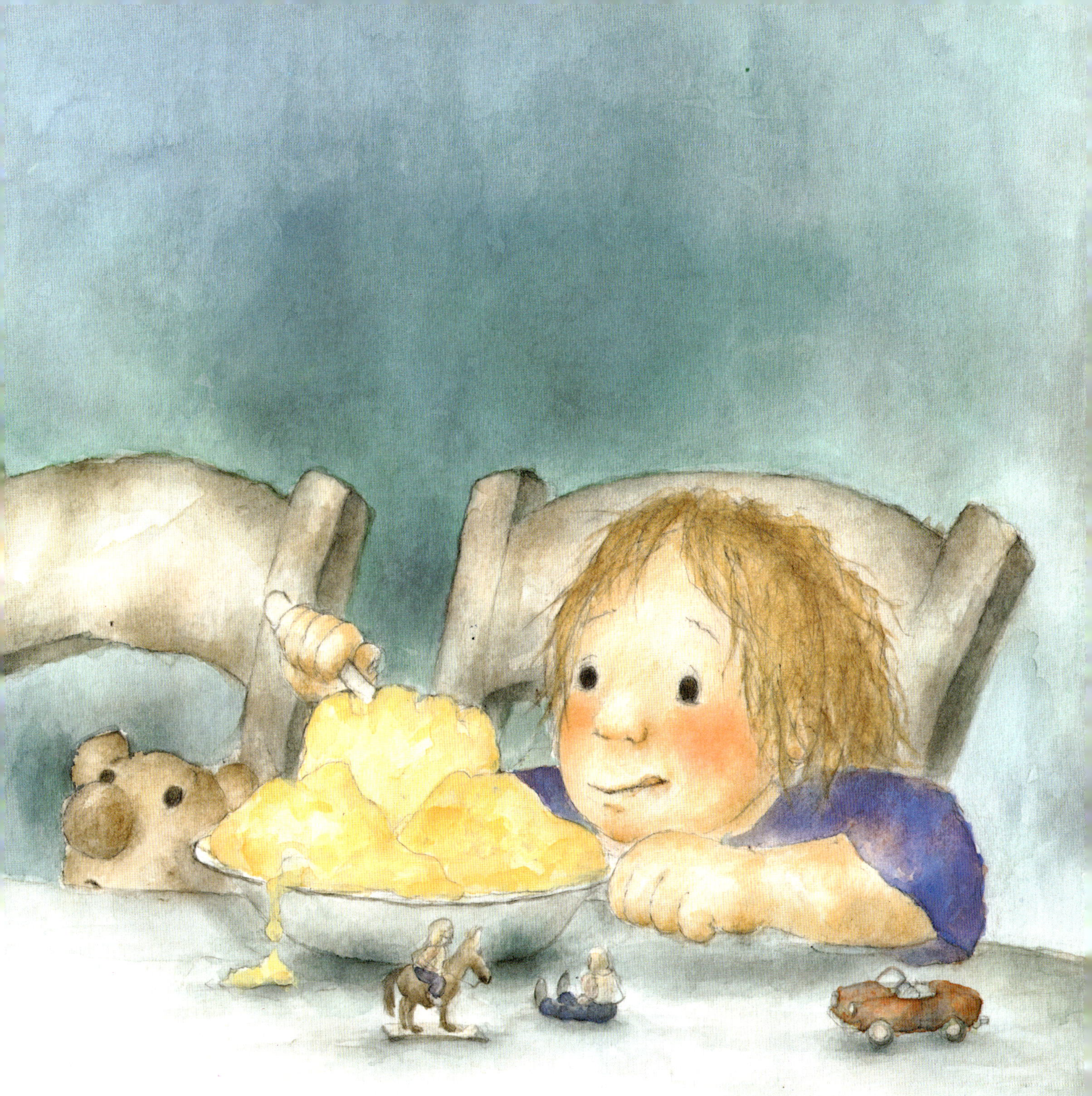

Tommy war der größte Träumer, wenn er mit dem Grießbrei Berge baute und Burgen mit einem Wassergraben, durch den er zerflossene Butter fließen ließ.

Wisst ihr, wer der größte Fußballspieler ist?
Genau: Großmutter Marie.
Sie war zwar nicht mehr die Schnellste, aber sie hatte einen Riesenspaß, wenn sie Tommy beim Fußballspiel anfeuerte und sich über jedes Tor von ihm freute – wie ein Fußballfan seinen Fußballhelden feiert.

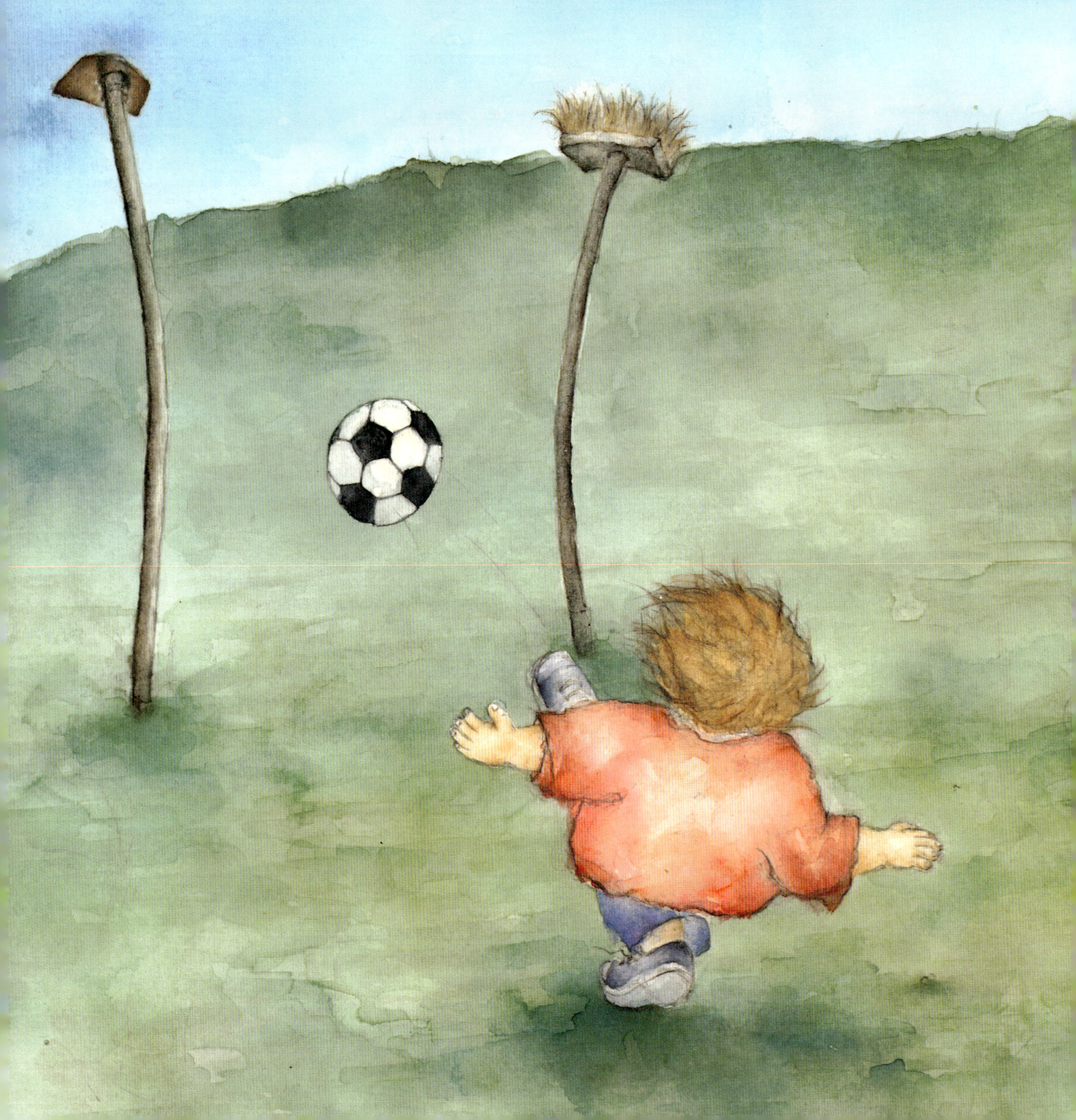

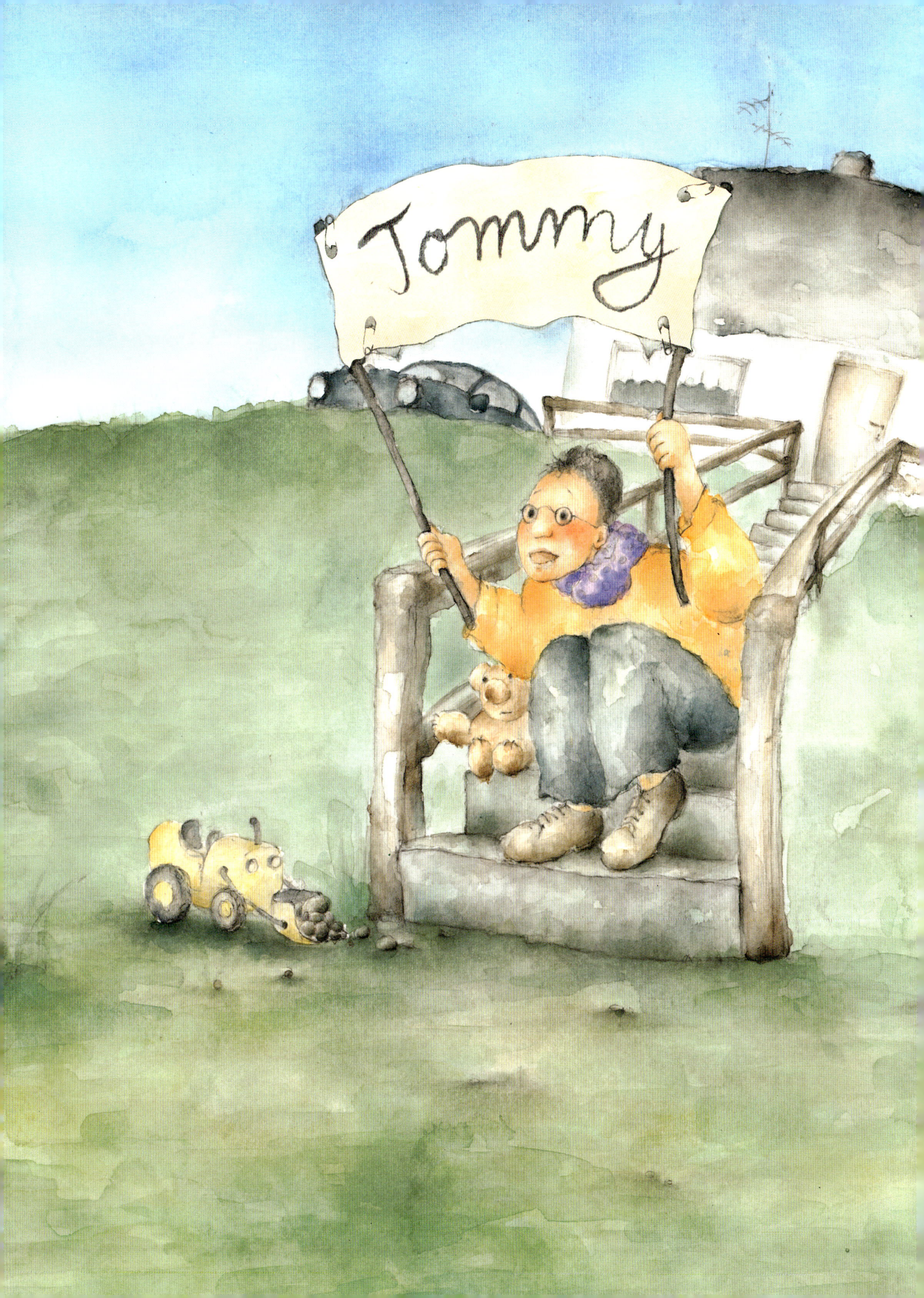
Tommy

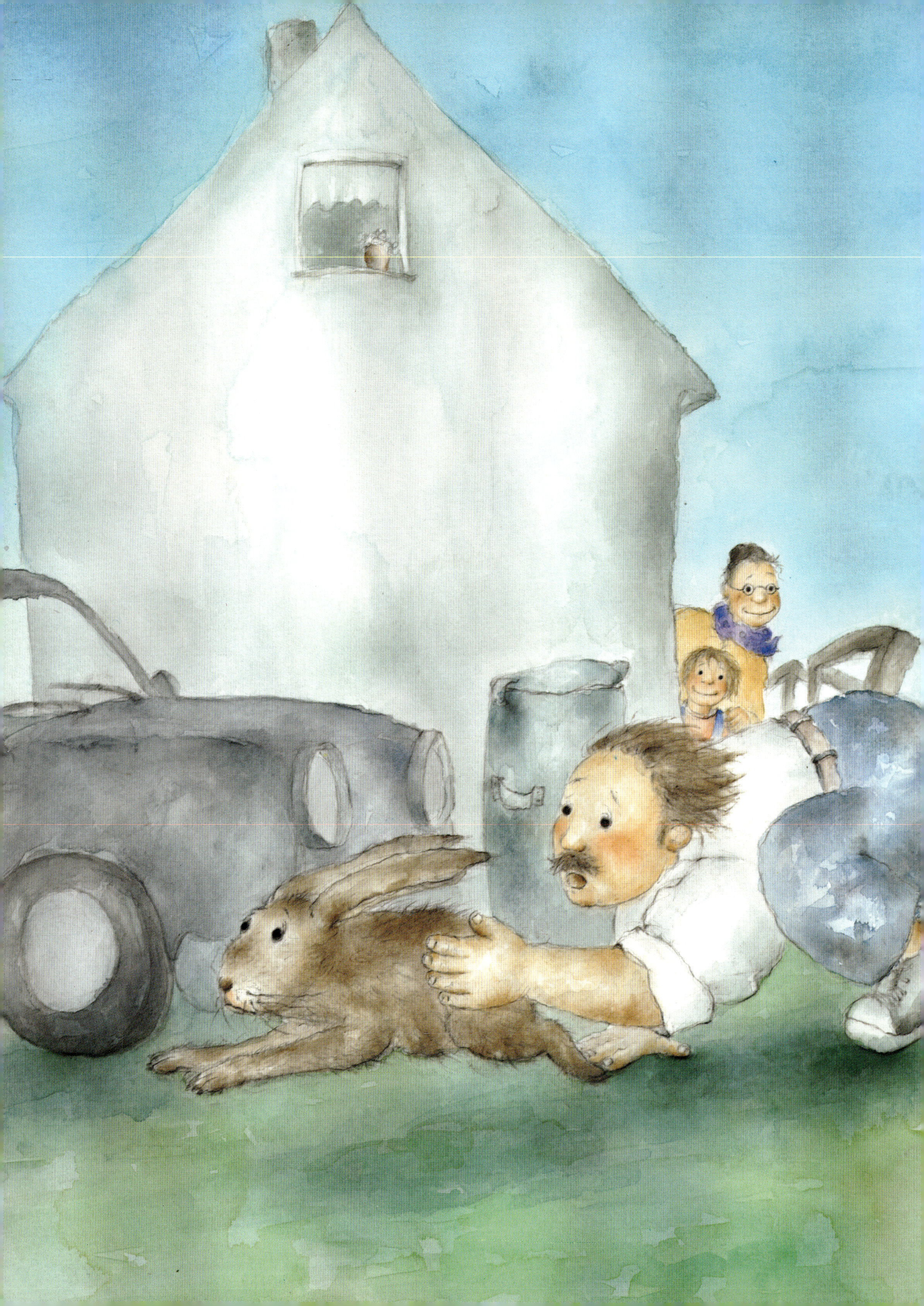

Und Großmutter war die Allergrößte, wenn es darum ging Streiche auszuhecken. Zum Beispiel Vaters Hasen aus dem Hasenkasten rauszulassen. Und Tommy und die ganze Familie hatten noch nie so viel Spaß gehabt wie jetzt, als sie zusammen die Hasen einfingen. Ein Hase hoppelte von der Mülltonne unters Auto, Vater hinterher, vom Auto zum Gartenschuppen, Vater hoppelte hinterher, vom Gartenschuppen zum Mohrrübenbeet und wieder entwischte er Vater. Bis er Tommy einfach in die Arme lief und sich ganz ruhig von Tommy zurück in den Hasenkäfig tragen ließ.

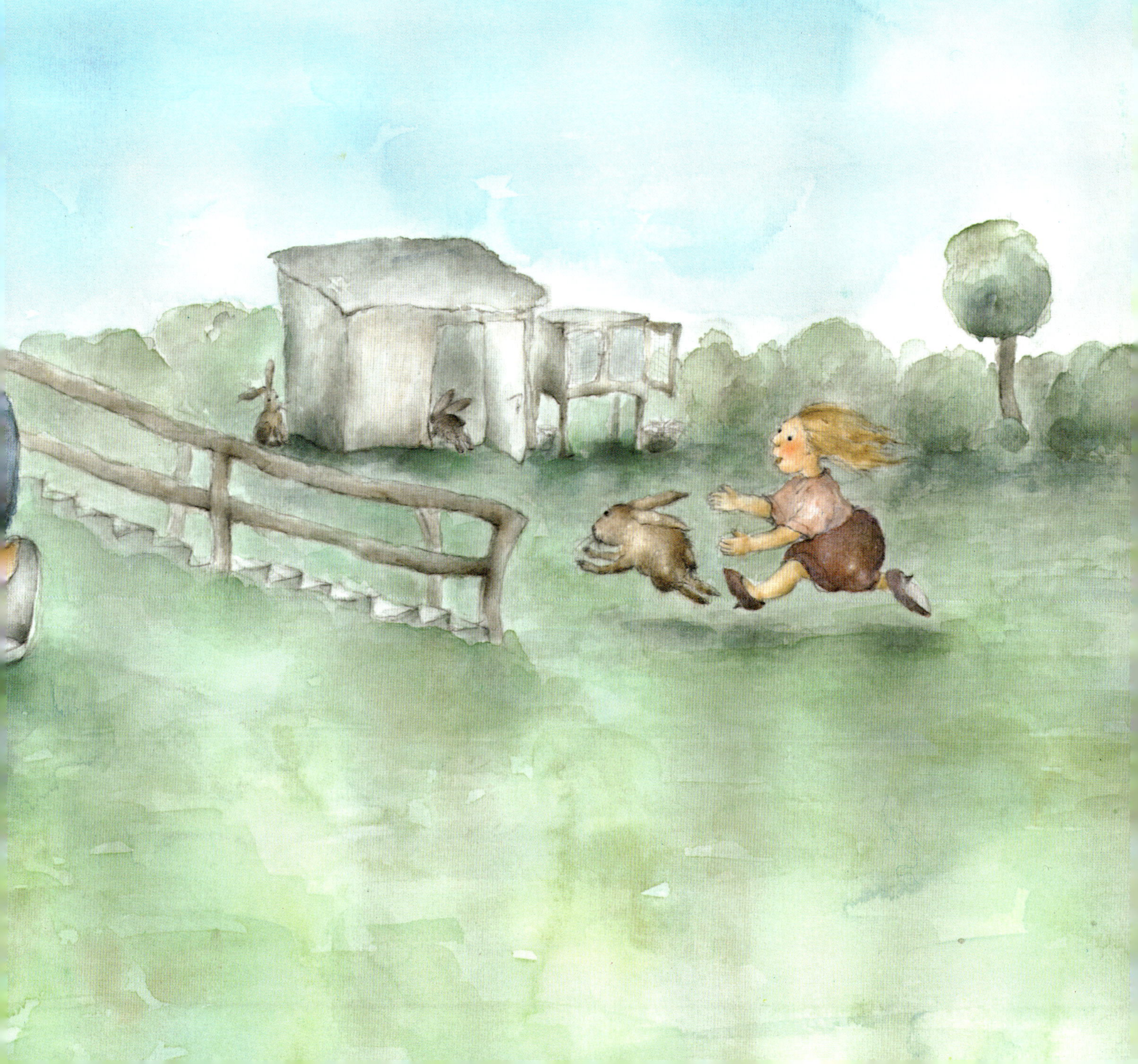

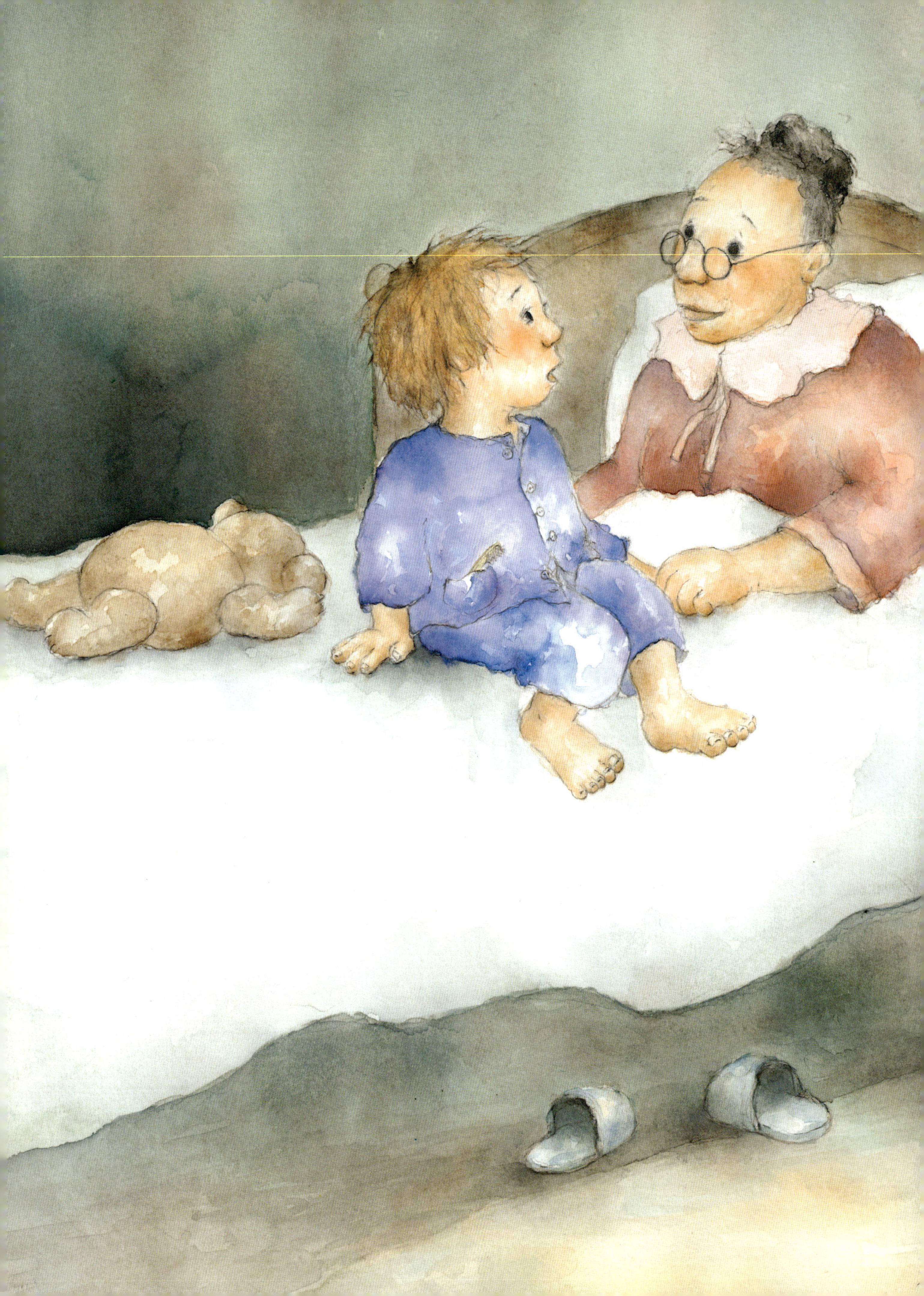

Doch eines Abends brach für Tommy die Welt zusammen. Seine Oma, seine geliebte Oma Marie, erzählte ihm ganz zärtlich und liebevoll, dass sie nicht mehr lange zu leben hätte.

„Ich will es dir jetzt schon sagen, damit du merkst, wie das Leben weitergeht, egal, was passiert“, sagte Oma und strich Tommy zärtlich über seine Haare.

„Wenn die Blume im Garten nicht mehr da ist, werde ich auch nicht mehr hier sein.“

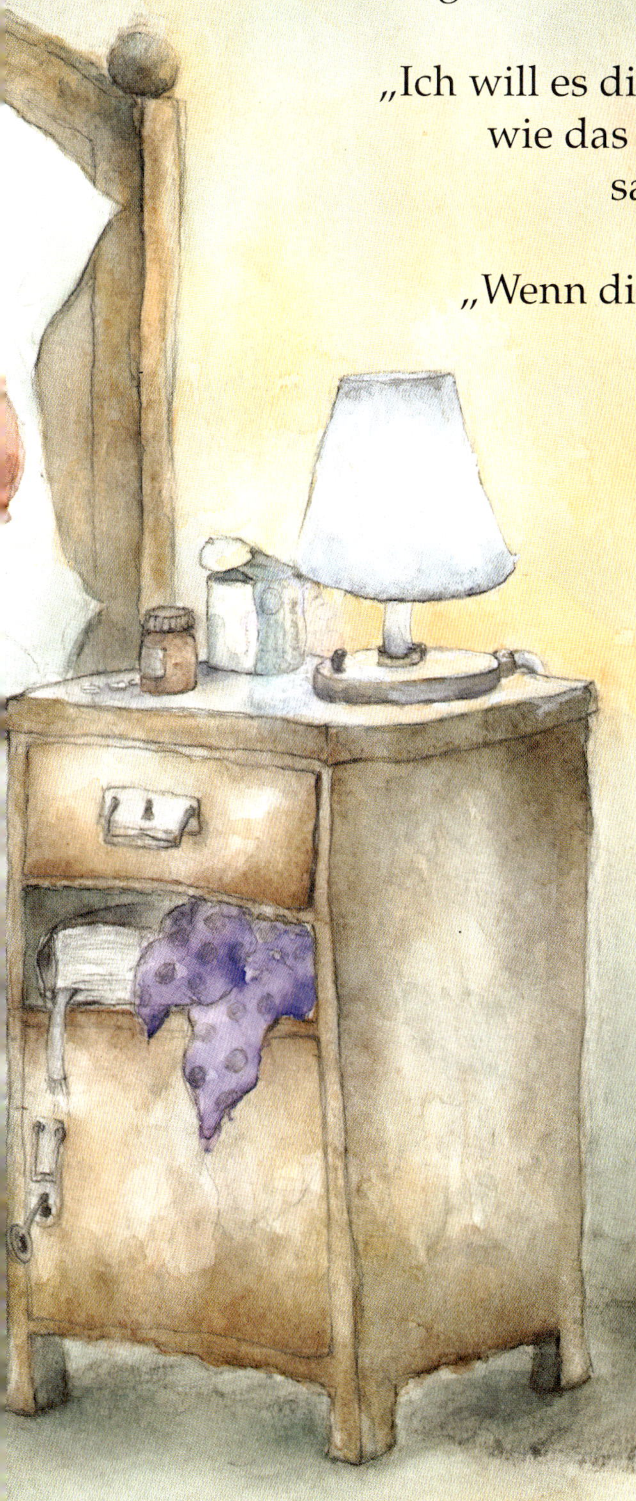

„Die Blume... die Blume. Ich muss mich um sie kümmern, ich muss sie am Leben erhalten", dachte Tommy von da an jeden Tag. Und er baute eine Mauer aus alten Pappkartons um seine geliebte Blume, damit sie nicht von den Hasen gefressen würde. Bis es regnete und die Pappkartons aufweichten und zusammenfielen.

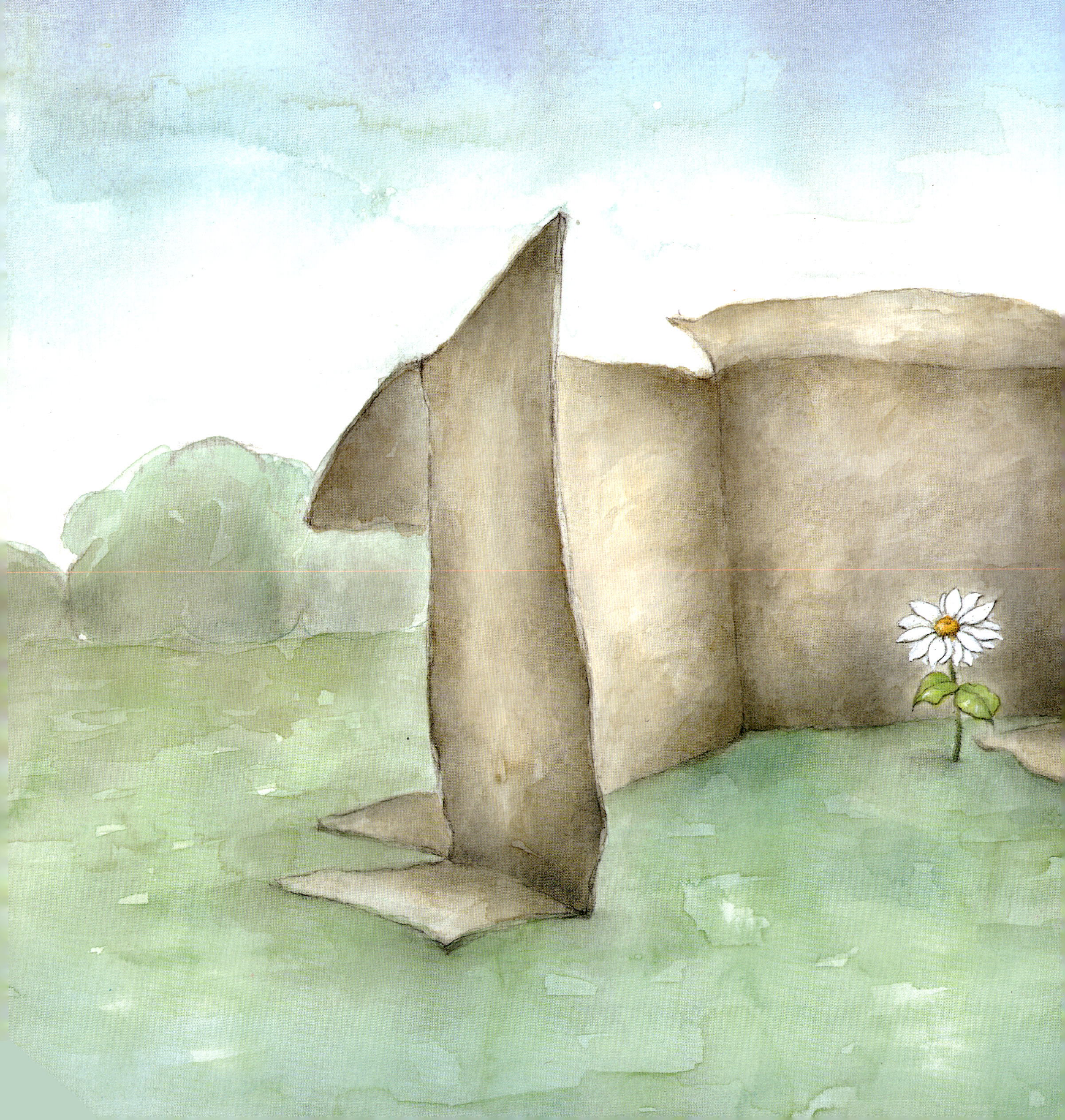

Tommy ließ sich alles Mögliche einfallen um seine Blume am Leben zu erhalten.

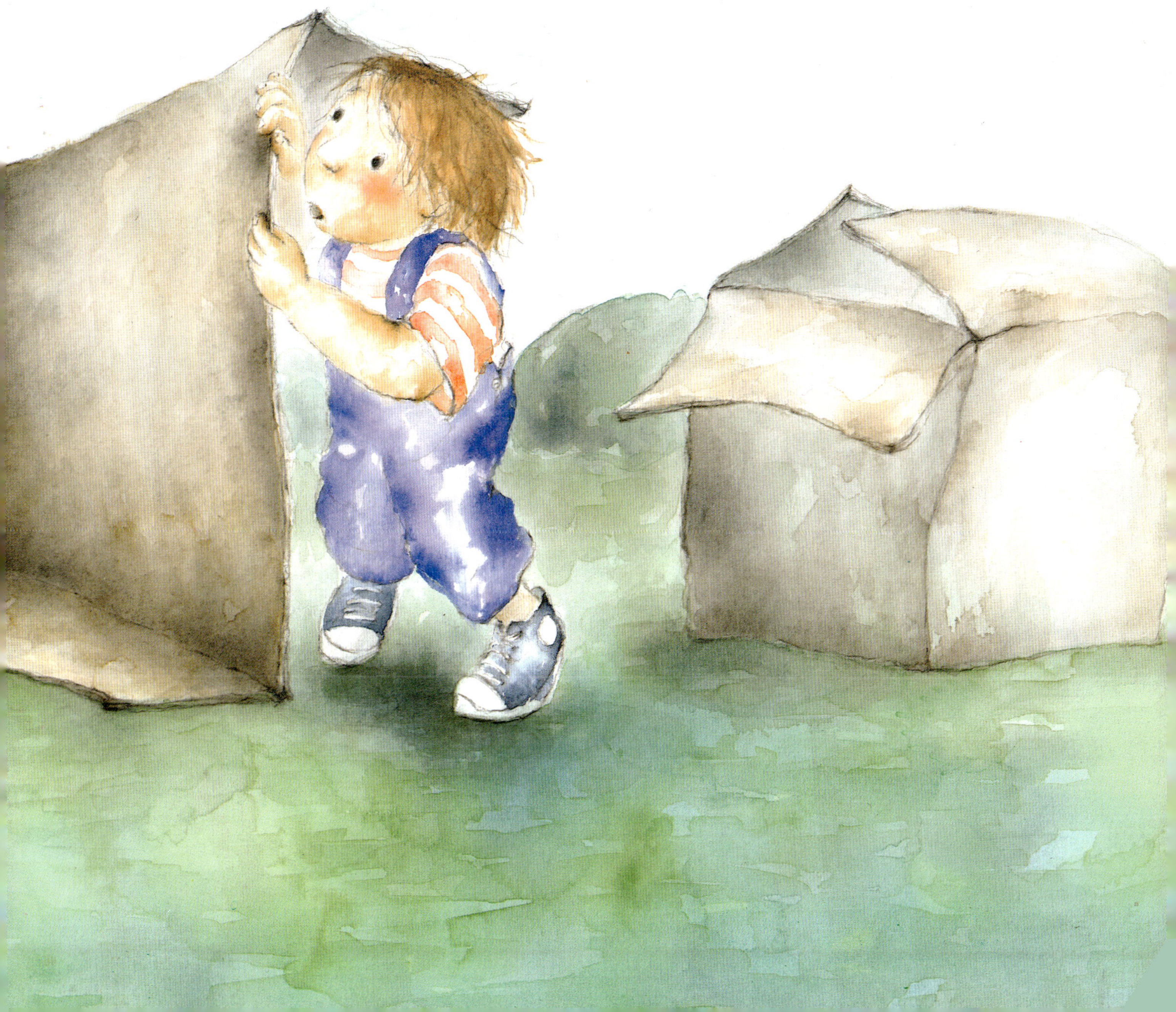

Nachts, wenn es blitzte und donnerte, ging er in den Garten hinunter, spannte einen großen Regenschirm auf und stellte ihn zum Schutz über seine Blume. Bis ihm sein Vater erklärte, dass die Blumen spüren wollen, wie die Nacht lebt, wie es blitzt und donnert, weil das eben dazugehört.
Und die Blume überlebte das Gewitter.

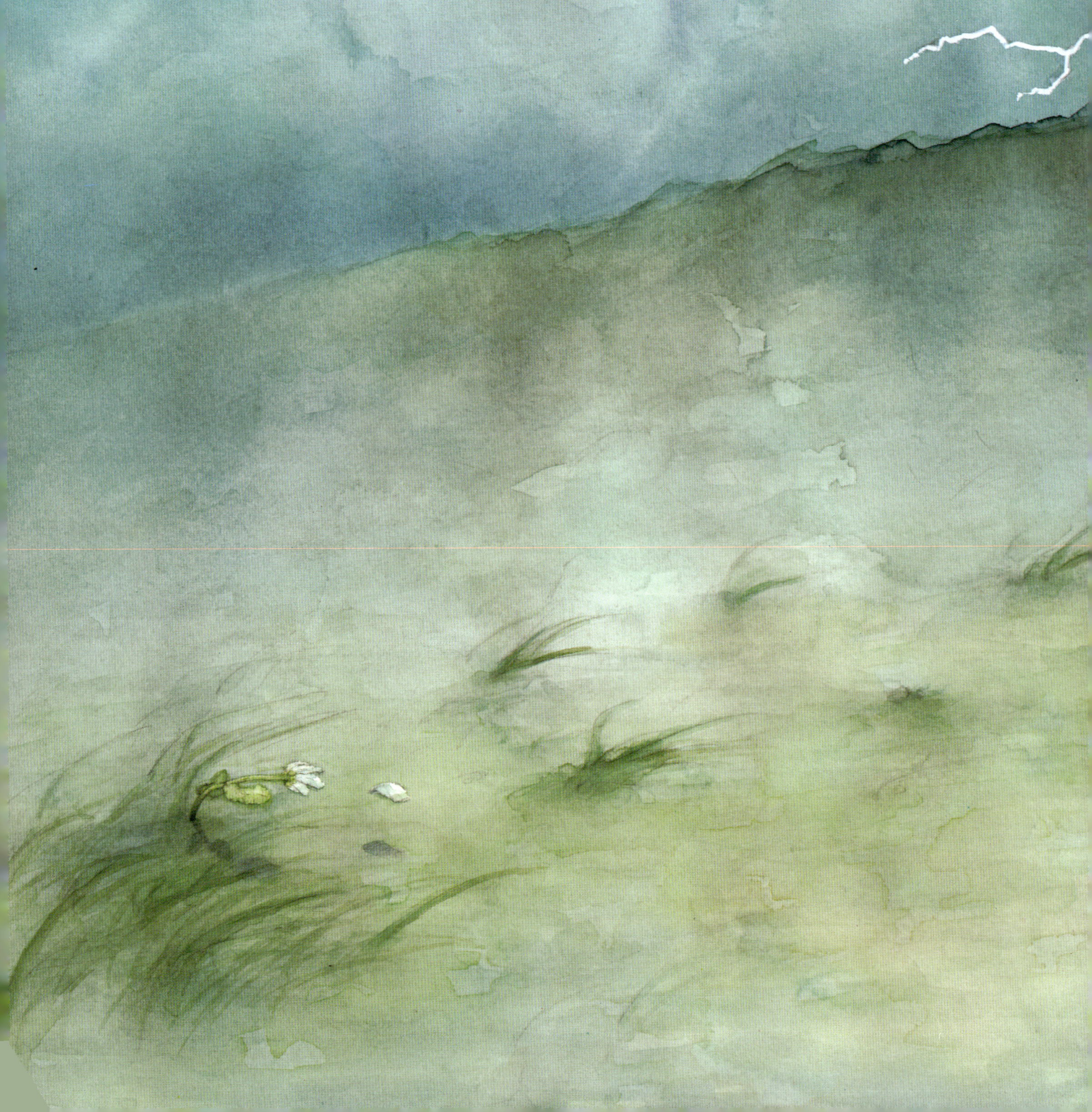

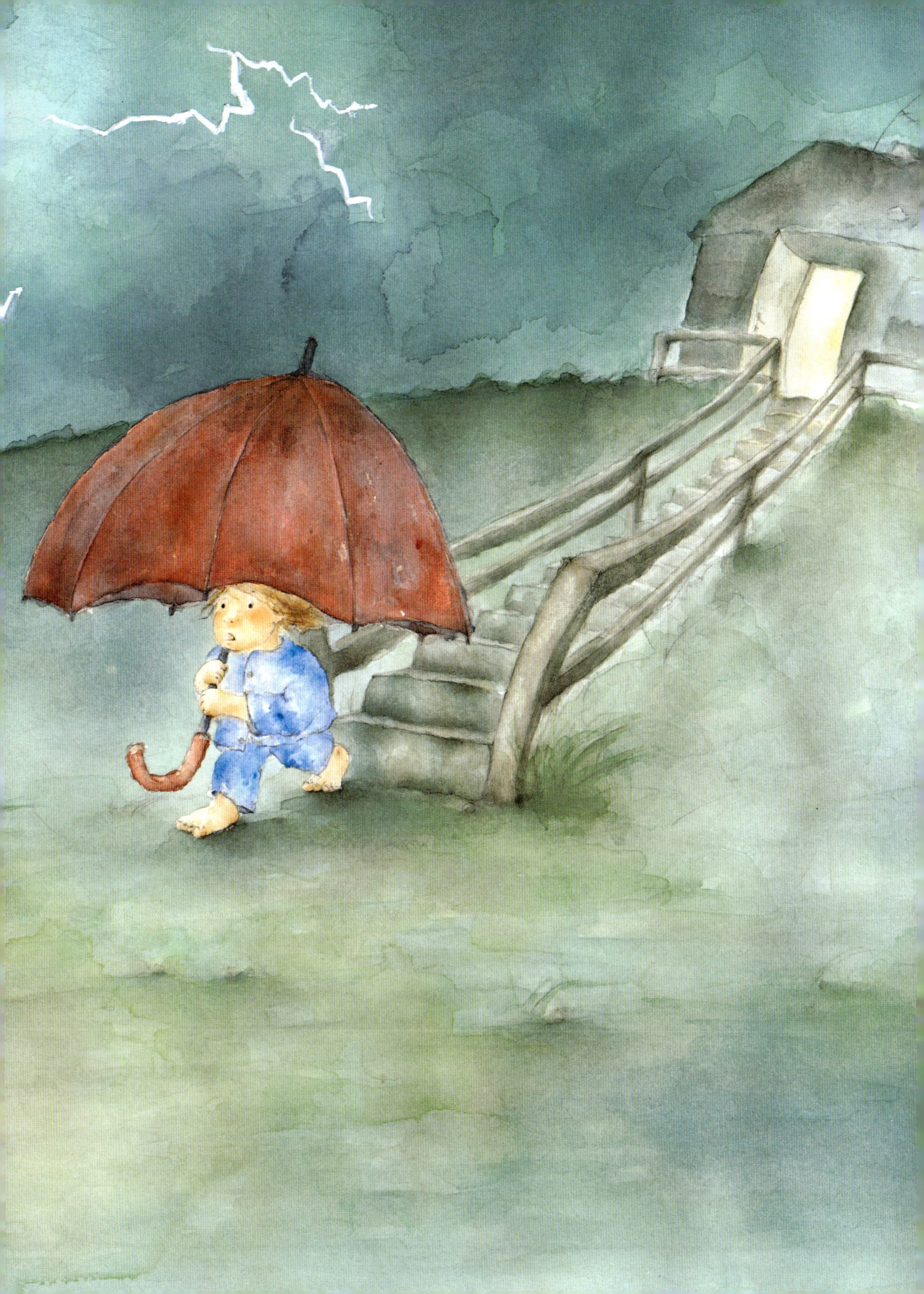

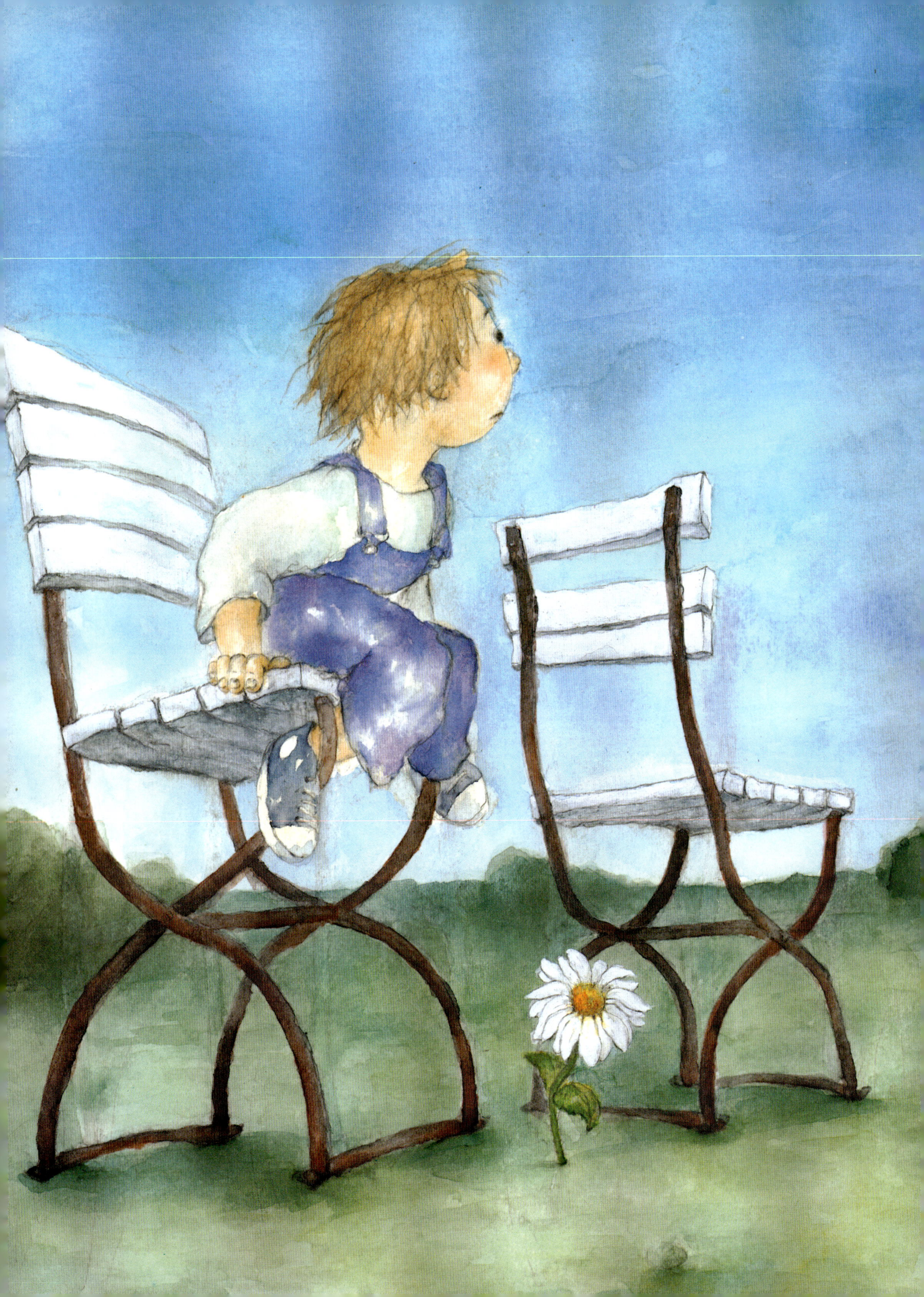

Als sein Vater den Rasenmäher aus der Garage holte, stellte Tommy zum Schutz Stühle außen um seine Blume herum. Sein Vater hatte begriffen, wie wichtig ihm die Blume war, und versprach sie nicht abzumähen. Tommy war glücklich, weil seine Blume so schön blühte und für ihn das schönste Lächeln hatte, das es gab.

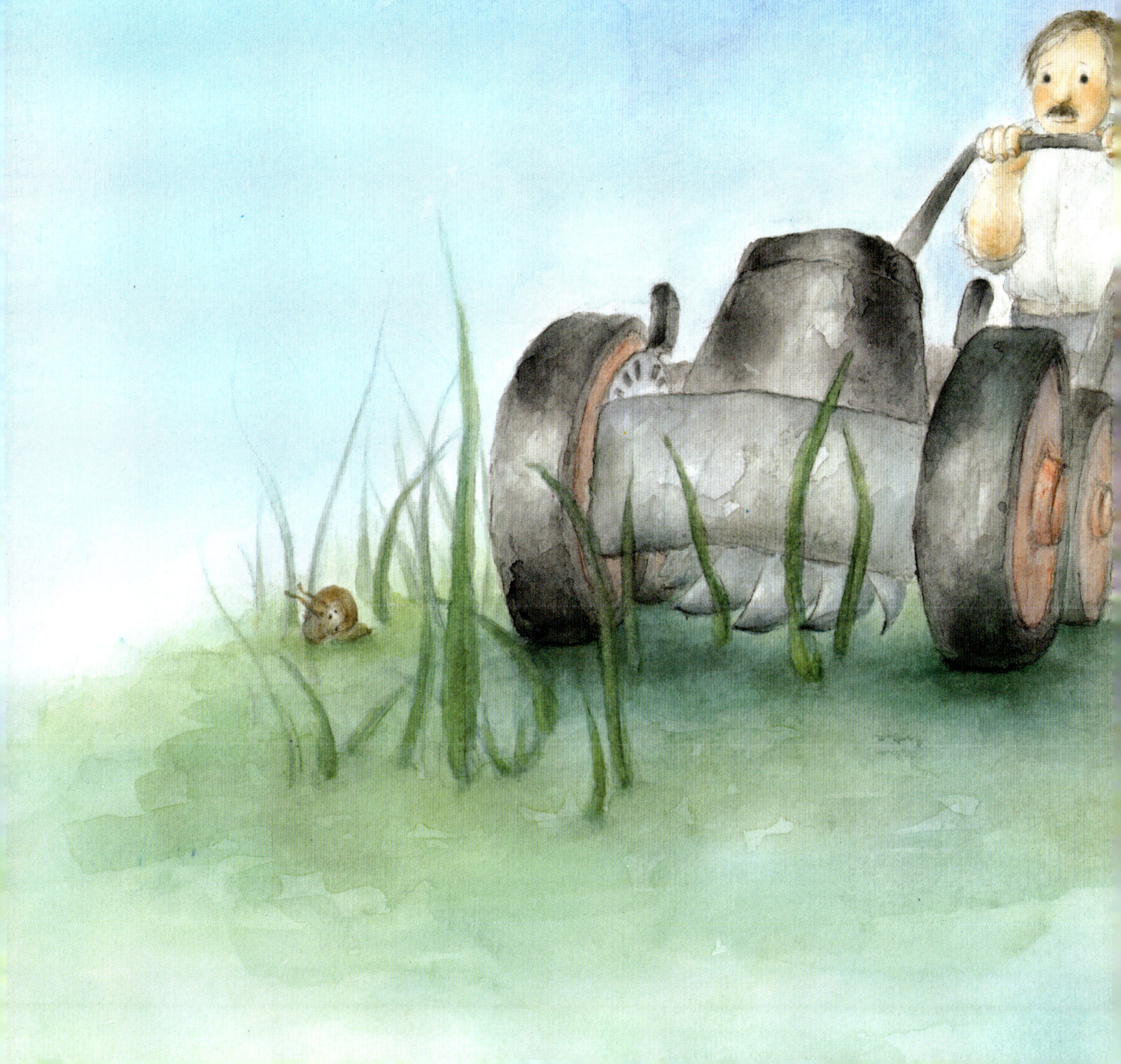

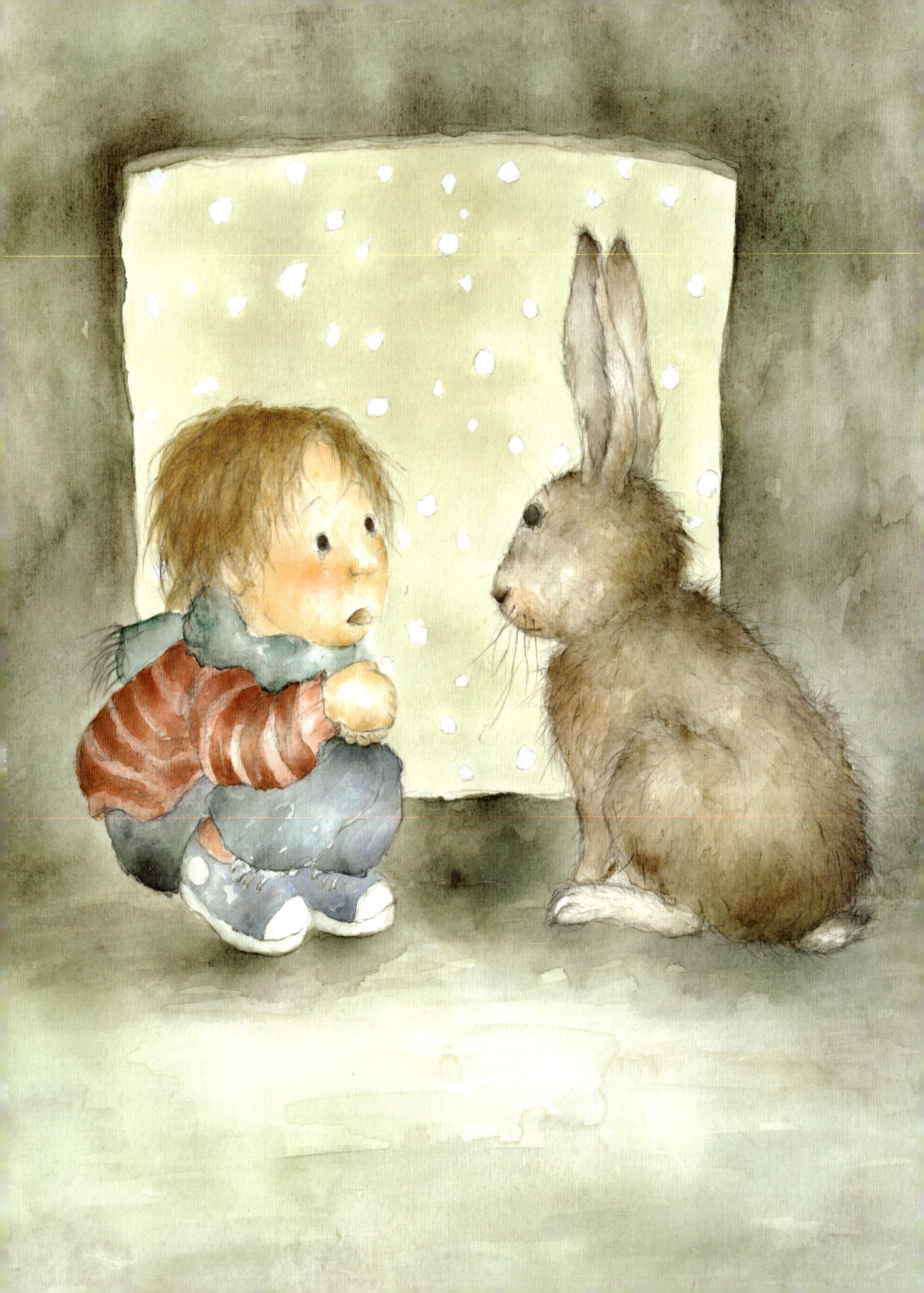

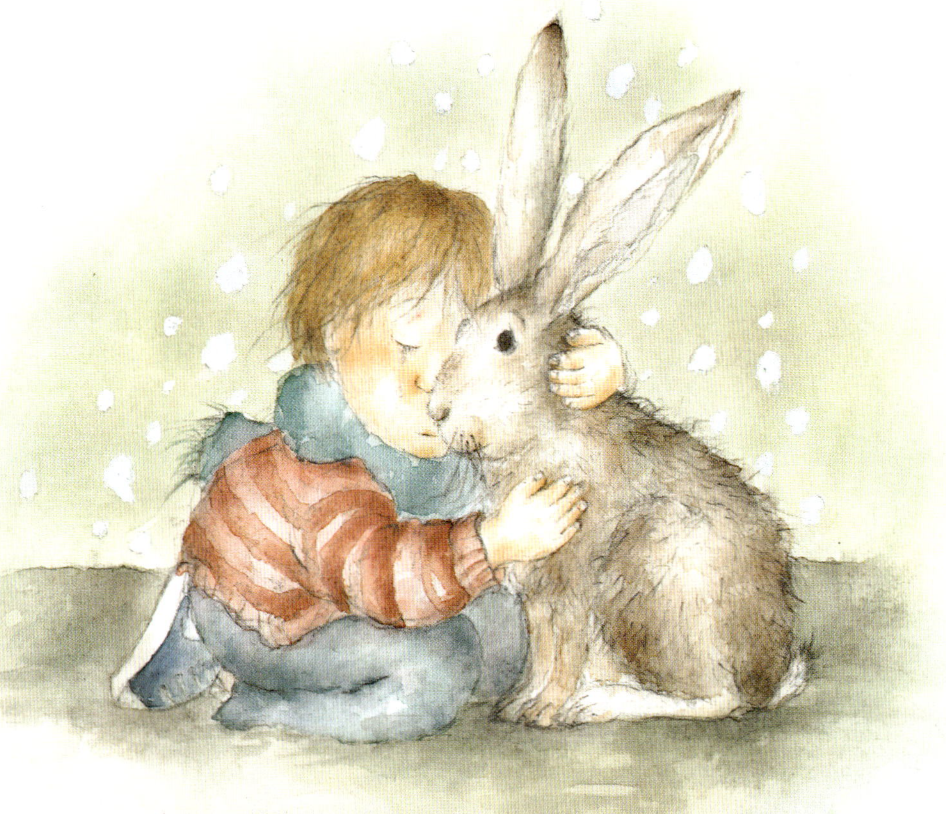

Aber als im Winter der erste Schnee fiel und die Blume verwelkt war, starb auch Oma Marie. Wie sie es gesagt hatte.

Tommy war sehr traurig. Er brauchte jetzt jemanden, mit dem er reden konnte. Er ging zum Hasenstall, krabbelte hinein und erzählte seinem Lieblingshasen, einem schwarzweiß gescheckten, die Geschichte von Oma Marie und der Blume.
Er weinte und hatte das Gefühl, dass der Hase ihn verstand.
Ja, der Hase stellte die Ohren ganz hoch, als Tommy ihm erzählte: „Weißt du, die Oma ist jetzt tot, aber das Leben geht weiter. So wie jeden Morgen die Sonne scheint, so wie ich dich morgen noch lieb habe.“ Und er kuschelte sich ganz eng an seinen Hasen und der Hase fühlte sich wohl bei seinem Freund.

Und eine Zeit lang später hatte Tommy gelernt, dass alle Tränen, alle Traurigkeit vergehen und dass nichts sinnlos ist im Leben.

Die erste Frühlingssonne strahlte mit aller Kraft über die Erde. Tommy ging in den Garten. Auf dem Weg zum Hasenkasten blieb er stehen. Er jauchzte vor Freude: Da sprossen lauter kleine Blumen aus dem Rasen. Genau dort, wo seine Blume gestanden hatte, wuchsen lauter kleine neue Blumen! Tommy war außer sich vor Freude. Er hüpfte und tanzte. Er hätte die ganze Welt umarmen können vor Freude.

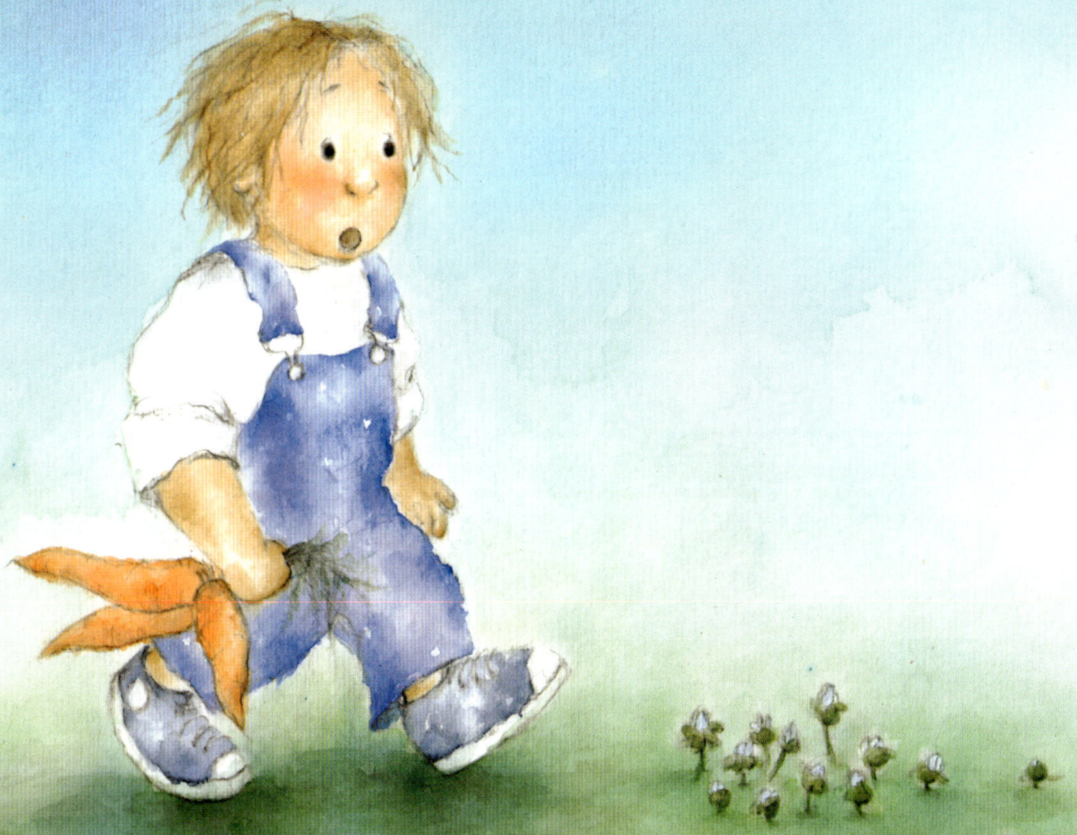

Er machte den Hasenstall auf und erzählte die Neuigkeit seinem Hasen. Vielleicht habt ihr noch nie einen Hasen lachen gesehen. Aber Tommys Freund, der Hase, lächelte, als er die Neuigkeit hörte.

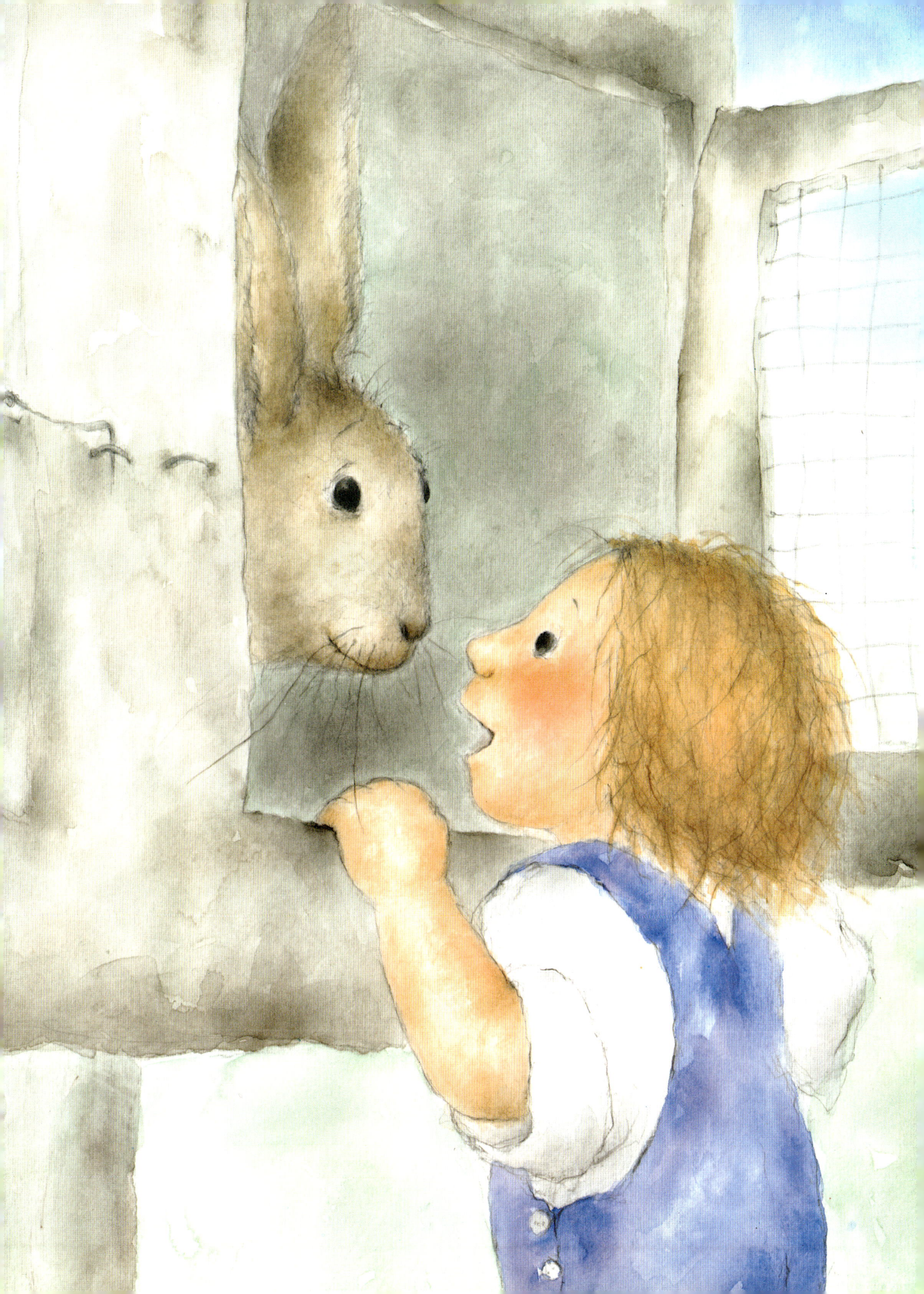

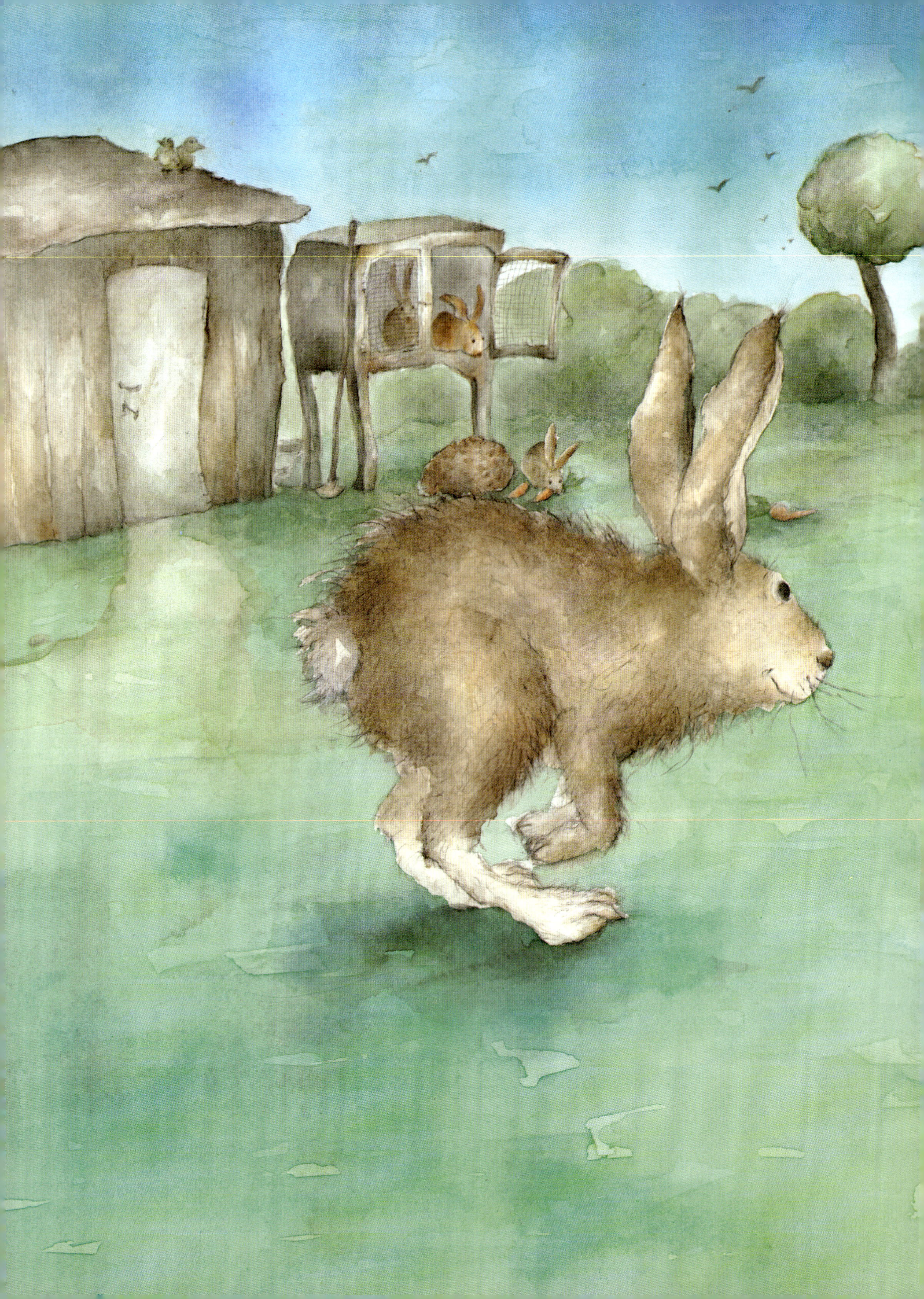

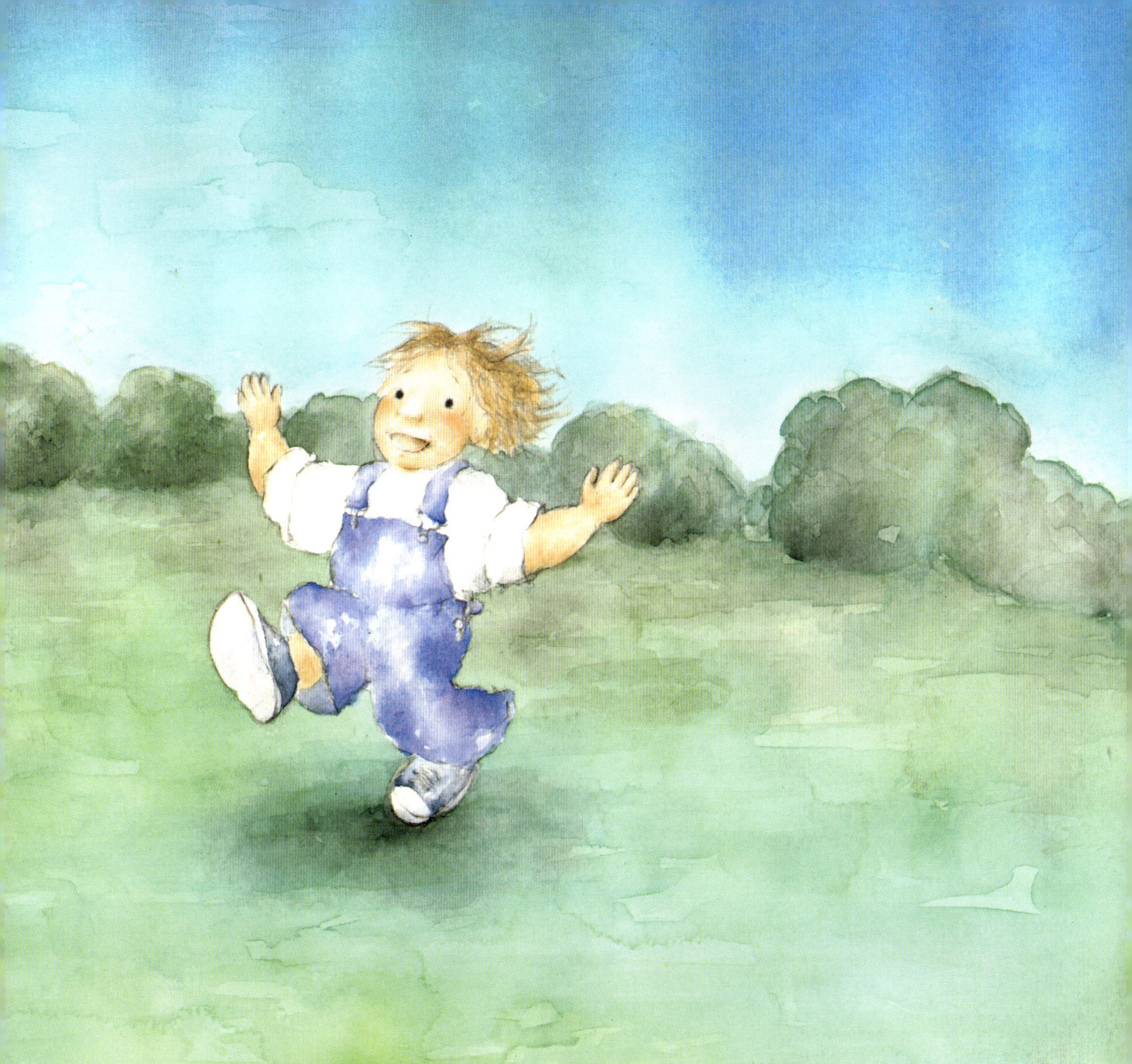

Vor lauter Glück und Lebensfreude tollten beide auf der Wiese herum. War das ein herrlicher Tag!

Und wenn du einmal so traurig bist, denk bitte daran, dass das Leben weitergeht, egal, was war, dass die Sonne jeden Morgen neu aufgeht und dich mit ihren Strahlen wärmt. Weil sie dich liebt.

4. Auflage 2002

Verlagsgruppe Nord-Süd Verlag AG, Gossau Zürich und Hamburg

Gesetzt wurde in der Palatino
Printed in Italy
ISBN 3-85195-275-8

Lieferbare Titel, illustriert von Kirsten Höcker:
DAS ALLERKLEINSTE NACHTGESPENST · Brigitte Weninger

Und in der Sternchen-Reihe erhältlich:
FRAU HOLLE · Brüder Grimm

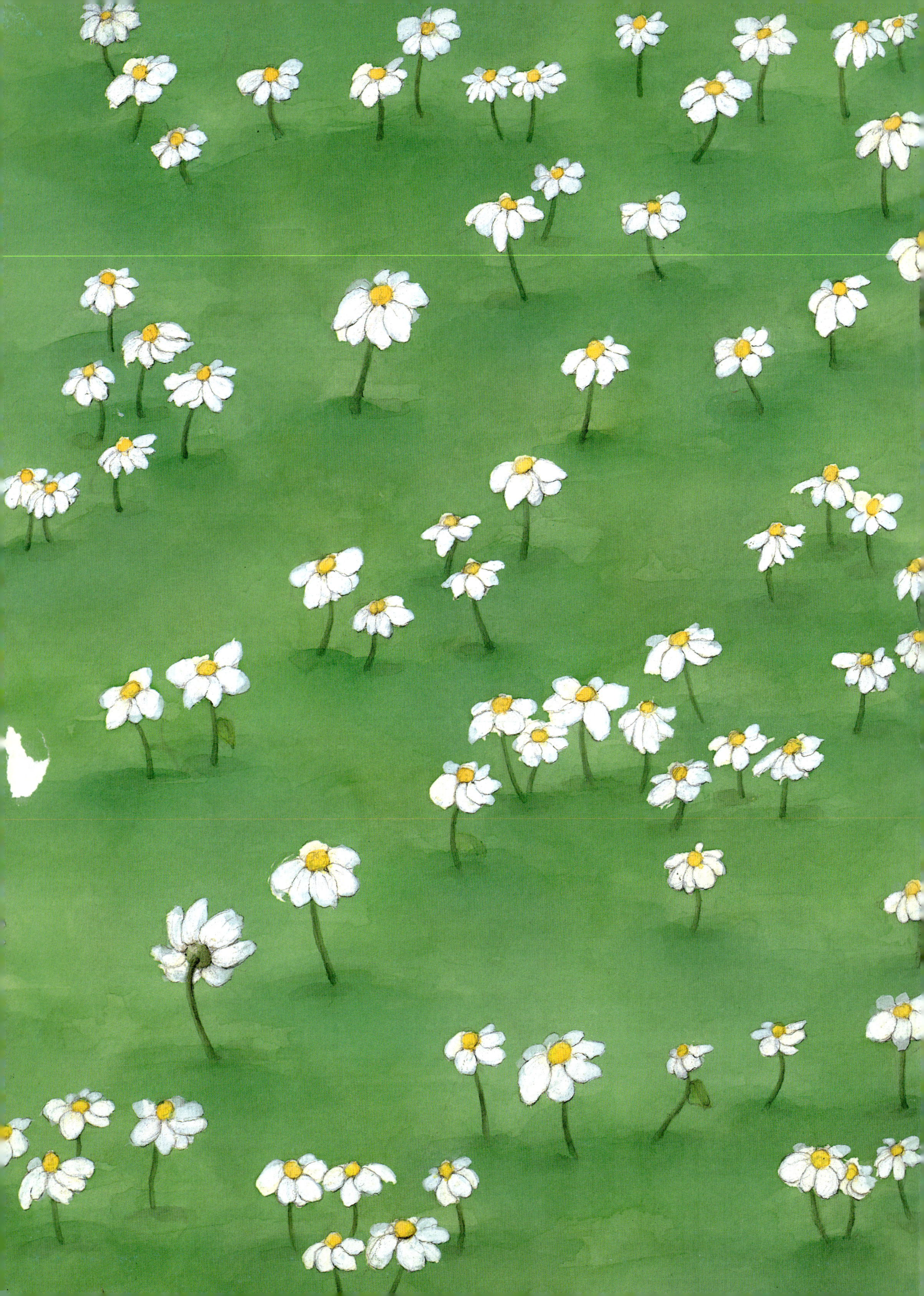